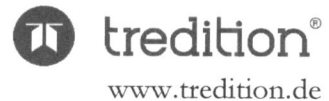

Marco Weiss

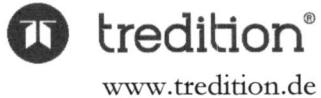

www.tredition.de

© 2021 Marco Weiss

Verlag und Druck:
tredition GmbH, Halenreie 40-44, 22359 Hamburg

ISBN
Paperback: 978-3-347-34335-1

Dieses Buch widme ich
meinen Söhnen Gedeon und Tyler,
und meinem Papa

Wie alles begann

Das ewige Zittern

Nur einen Kaffee wollte ich mir einschenken, es war nicht möglich, weder wollte der Kaffee in die Tasse, noch

wollten die wenigen Tropfen die doch den Weg dorthin fanden, dort bleiben.

Inzwischen brauchte ich ein iPad, schreiben ging nicht mehr ohne dass jemand aufmerksam wurde.

Ich arbeitete im Thüringer Landtag, war frisch getrennt und mit meinen Söhnen de facto allein zu Hause.

Ich funktionierte, oder eben auch nicht mehr ....

Mein Chef stand eines Tages in meinem Büro, er sagte wie sehr er meine Arbeit schätzte und dass er wüsste, dass ich zu Hause gerade Stress habe. Aber das mit dem Alkohol wäre doch keine Lösung.

Ich trank zu diesem Zeitpunkt gar nichts.

Was ist Parkinson

Parkinson (Morbus Parkinson, Parkinson-Syndrom) ist eine Erkrankung des Nervensystems, bei der vor allem die Beweglichkeit und der Bewegungsablauf gestört sind. Kennzeichnend für Parkinson ist ein stetiger Verlust von Nervenzellen im **Gehirn**, die den Botenstoff **Dopamin** enthalten. Schätzungen zufolge leben in Deutschland rund 220.000 Menschen mit Parkinson. Meist sind ältere Menschen betroffen.

Dopamin ist ein Botenstoff, der dafür sorgt, dass bestimmte Informationen von Nervenzelle zu Nervenzelle weitergegeben werden. Ist zu wenig Dopamin vorhanden – wie es bei Parkinson der Fall ist –, ist dieser Prozess gestört. Dies macht sich durch die charakteristischen Symptome bemerkbar.

Was passiert bei Parkinson im Gehirn?

Botenstoffe wie Dopamin werden bei Bedarf von Nervenzellen im Gehirn ausgeschüttet. Die Botenstoffe sind nötig, um Informationen von Nervenzelle zu Nervenzelle weiterzugeben – etwa die Informationen, die für eine Bewegung nötig sind. Herrscht ein Mangel an Botenstoffen, ist dieser Prozess gestört und Informationen können nicht mehr weitergeleitet werden.

Bei Morbus Parkinson sterben dopaminreiche Nervenzellen in der sogenannten schwarzen Substanz (Substantia nigra) im Gehirn ab. Die Ursachen sind bisher nicht bekannt.

Die schwarze Substanz oder auch **Substantia nigra** liegt im Mittelhirn. Ihr Name geht auf den hohen <u>**Eisen**</u>- und Melaningehalt zurück, der ihre Zellen dunkel färbt. Die schwarze Substanz zählt zu den sogenannten Basalganglien. Dies sind spezielle Gebiete im Hirn, die eine wichtige Rolle bei der **Kontrolle von Bewegungen** spielen.

Die Zellen der schwarzen Substanz sind durch Nervenfasern mit einer anderen Region des Gehirns verbunden: mit dem Streifenkörper, auch Corpus striatum genannt.

Dieser ist ebenfalls wichtig für die Bewegungskontrolle des Körpers. Nervenzellen aus der schwarzen Substanz setzen im Corpus striatum Dopamin frei.

Das Dopamin sorgt normalerweise dafür, dass elektrische Impulse von einer Nervenzelle an die andere weitergeleitet werden und die Nervenzellen so im Austausch stehen können.

Ist nicht ausreichend Dopamin vorhanden, können wichtige Informationen zu den Muskelbewegungen nicht mehr von Nervenzelle zu Nervenzelle weitergegeben werden, sodass die typischen Parkinson-Symptome auftreten: Die Betroffenen bewegen sich zum Beispiel verlangsamt und entwickeln eine Bewegungsarmut.

Mediziner bezeichnen dies auch als **Hypokinese**. Ist diese sehr ausgeprägt oder kommt es zur völligen Bewegungslosigkeit, heißt der Zustand **Akinese**.

Hypokinese und Akinese sind typisch für die Parkinson-Krankheit.

Durch den Dopaminmangel **verschiebt sich auch das Gleichgewicht anderer Botenstoffe** wie Acetylcholin und **Glutamat**. Dies wiederum führt zu weiteren Beschwerden. Zu viel Acetylcholin führt zum Beispiel zu Symptomen wie **Zittern** und Muskelsteifheit.

Verlauf der Erkrankung

Der Verlauf von Parkinson (Morbus Parkinson, Parkinson-Syndrom) lässt sich nicht ohne

Weiteres vorhersagen. Typischerweise schreitet Parkinson langsam fort – wie rasch dies passiert und welche Beeinträchtigungen damit verbunden sind, kann von Person zu Person ganz unterschiedlich sein. Manche Betroffene sind durch die Erkrankung über viele Jahre hinweg kaum beeinträchtigt. Andere hingegen haben schon früh mit Beschwerden zu kämpfen und sind im weiteren Verlauf auf Pflege angewiesen.

Gut zu wissen: Bei einer geeigneten Therapie ist die **Lebenserwartung** von Menschen mit Parkinson in etwa mit der Lebenserwartung der Normalbevölkerung vergleichbar.

Parkinson ist bislang nicht heilbar und auch eine frühzeitige Therapie kann nicht verhindern, dass die Krankheit fortschreitet.

Aber: Eine **individuell zugeschnittene Behandlung** wirkt sich günstig auf die Prognose aus. Die **Lebensqualität steigt** deutlich – und auch die der pflegenden Angehörigen. So kann beispielsweise eine Tagesbetreuung des Patienten die Angehörigen erheblich entlasten und ihnen etwas Druck nehmen.

Je weiter Parkinson fortgeschritten ist, **desto höher** ist das Risiko für Komplikationen. Hierzu zählen etwa Infektionen der Atemwege – zum Beispiel eine **Lungenentzündung** –, schwere Stürze oder **Schluckstörungen**. Diese Komplikationen können mitunter lebensbedrohlich sein.[1]

---

[1]

Siehe :https://www.onmeda.de/krankheiten/parkinson.html

Niemand hat mich gefragt

Es war 2011 und ich habe gemerkt, dass etwas verändert ist. Krämpfe im Bein, die ganze Nacht durch, damit hat es glaube ich begonnen.

Wenn mir heute jemand sagen würde, welcher Weg dort vor mir liegt, dann wäre ich ihn nicht gegangen.

Zunächst lief es gut, nach der Diagnose, die es nach einem halben Jahr, verschiedenen Neurologen und immer dem gleichen Satz „Sie haben alle Symptome, aber Sie sind zu jung für Parkinson.", war ich bei Dr. Oehlwein in Gera gelandet. Er integrierte mich in eine Studie und zunächst schien es, als wäre alles halb so wild.

Doch die Studie wurde eingestellt. Ich bekam immer mehr Tabletten und Nebenwirkungen, Schlaflosigkeit, Depressionen kamen dazu, die rechte Hand und das rechte Bein kontrollierte jetzt Parkinson und wollte mir die Kontrolle nicht mehr   überlassen.

Ich nahm L-Dopa, mit 38 Jahren, hatte eine Muskelaktivität, die begann, jede Diät in den Schatten zu stellen.

Nach kurzer Zeit war mein Gewicht bei 65 Kilo gelandet, bei 186 cm Körpergröße, nicht wirklich optimal.

Ich zog mich immer weiter zurück, immer weniger Freunde treffen, immer weniger Familie, ich wollte das alles nicht oder besser, Parkinson wollte das nicht. Er war jetzt bei mir, hatte nach meiner gescheiterten Ehe eine Rolle übernommen, die ich ihm nicht zugestehen wollte.

Aber Parkinson war es, der den Dirigentenstab ab sofort schwingen sollte.

Inzwischen hatte ich so derbe Nebenwirkungen von den vielen Medikamenten, dass ich mich in Absprache mit meinem Doktor zur Tiefen Hirn Stimulation entschloss.

Der erste Versuch, vor dem der Arzt in der Aufklärung sagte, ihm sei noch nie etwas passiert, ging kräftig schief.
Verdacht auf Hirnblutung, OP Abbruch, zwei Tage Intensivstation. Dann warten.

Zehn Tage später, die zweite OP, bei der die Elektroden aber zu tief gesetzt wurden. Wieder Nebenwirkungen, Impulskontrollstörung genannt, traten auf, 28 000 € in kürzester Zeit gingen drauf, ich entschloss mich zu Dingen und keiner konnte mich davon abbringen.
Furchtbar, wenn ich heute daran denke. Eineinhalb Jahre dauerte diese Phase und endete in der dritten OP – Elektrodenkorrektur.

Diese funktionierte sehr gut und es schien, als wäre es ganz gut soweit. Aber das wäre nicht ich. Mein Akku wurde erstaunlich schnell leer und wurde gewechselt, wieder aufladbar.

Aufladen muss man diesen im Normalfall alle zwei Wochen, aber ich musste diesen jeden Tag aufladen. Ich verbrauchte schlicht so viel Strom. Also wieder zusammensitzen mit meinem Arzt und der Entschluss, einen zweiten Stimulator einzusetzen.

Parkinson hatte es also geschafft, vier Gehirnoperationen, an Arbeit ist nicht mehr zu denken, ich bin absolut stressanfällig. Die nächste OP war die anstrengendste, man legte die Elektroden durch das Sprachzentrum, was zu massiven Sprachstörungen führte, dies gab sich nach fünf Tagen wieder – zum Glück.

Die Einstellungen wurden angepasst und es lief

super. Aber ihr ahnt es sicher schon, schade, das blieb nicht so. Zwei Wochen bei 35 Grad im Krankenhaus erfreuten die Keime und ich bekam eine tolle Infektion, somit musste der Impulsgeber wieder raus.

Also saß ich wieder zu Hause und wartete auf meinen hoffentlich vorerst letzten OP Termin. Dieser war es leider nicht. Im Winter 2020 musste nocheinmal eine Korrektur an einem Stimulator gemacht werden, da es dort Verwachsungen gab.

Was ich abschließend sagen möchte, ist eines – ohne meine Söhne Gedeon und Tyler hätte ich nicht überlebt, sie gaben mir die Kraft und den Mut immer weiter zu gehen – dafür DANKE ich euch beiden ewig.

Quelle: Marco Weiss,

https://teamdopamin.wordpress.com/2017/09/27
/niemand-hat-mich-gefragt-ths/, 2017

Inzwischen ist die Reimplantation des zweiten Impulsgebers abgeschlossen, ich bin inzwischen EU-Rentner, da an arbeiten nicht mehr zu denken ist. Mein Zustand ist aber stabil, nicht jeder Tag ist gut, sondern vielmehr verschieden. Ich stehe unter stetiger Kontrolle meines Arztes und bin über ihn (Christian Oehlwein) sehr froh, ich bin sehr dankbar, dass es ihn gibt.

Schmerzen

Ich bin heute um 4:32 Uhr aufgewacht, mit Krämpfen im linken Bein. Schlafen kann ich anschließend immer nicht mehr, dann lese ich oft etwas, wenn ich Ruhe finde.

Fast die Hälfte aller Parkinson Patienten klagt über Schmerzen, welche als brennend, krampfartig, ziehend und rheumatisch bezeichnet werden.

Ich hatte diese Schmerzen bevor ich meine Empfindlichkeit für Knoblauch und Basilikum verlor,

deutlich vor meiner Diagnose. Die Schmerzen begannen auf dem rechten Schienbein, Krämpfe immer wieder, nächtelang. Auf und Ab ging es, da kann man verrückt werden von.

Jetzt ist die linken Seite dran, es ist nicht schön und zeigt mir deutlich, dass die Krankheit nicht vorhat zurück zu weichen.

An einem Tag wie heute, kommt hinzu, dass ich oft Gleichgewichtsprobleme habe und immer wieder stolpere. Daran ändern auch meine Simulatoren nichts. Ein Krampf im linken Bein, dann stolpere ich auf dem Weg zur Toilette, rechts habe ich zunehmend ein Problem am Gefäßmuskel, welches mit der Bezeichnung Birnenmuskel wohl ganz treffend ist. Gerade vor einer Parkinson - Diagnose werden in solchen Fällen sehr gern orthopädische Probleme diagnostiziert.
Parkinson ist da und er hat auch nicht vor zu gehen :-(.

Schreiben mit einem Stift ist ebenso kaum mehr möglich, das Halten des Stiftes und die Bemühungen, um ein einigermaßen lesbares Schriftbild überfordern mich nur allzuoft.
an solchen Tagen kann ich gut nachempfinden,

was für ein Gefühl ein wirklicher Schmerzpatient hat, denn soweit geht es bei mir nicht. Meist lösen sich die Krämpfe nach ein paar Schritten, wie ein alter Motor, der ein wenig Startprobleme hat und dann aber ganz rund läuft.

Morgen ist ein neuer Tag und den gehe ich wieder an und freue mich darauf :-)

Ich bin operiert

Ich bin operiert, 8 mal in der Zwischenzeit, ich habe zwei TiefeHirnstimulatoren, Wechsel der Stimulationsgeräte und eine grundsätzlich verkorkste OP hinter mir. Sätze wie : "Bei dieser Therapie gab es noch nie Probleme" oder "Hier erwarten wir keine Komplikationen" lassen bei mir alle Alarmglocken angehen.

Meine erste OP 2014 in Berlin Buch begann genau mit solchen Sätzen gespickt und musste nach einigen Stunden Wach-Op, mit Verdacht auf Hirnblutung abgebrochen werden. Zum Glück war es das nicht.

Die zweite Op überstand ich ohne Komplikationen, aber wie ich heute weiß, die Elektroden, welche ca. 10cm auf den Millimeter genau in das Gehirn gelegt werden, lagen 1,5 cm zu tief und haben eine falsche Region stimuliert.

Ich hatte massive psychische Nebenwirkungen, lehnte eine Reha ab und habe Entscheidungen getroffen, die Niemand in meinem Umfeld mehr nachvollziehen konnte und die meine Eltern und vor allem meine Söhne unglaublich belastet haben.

Aber helle Momente gab es dabei zwischendurch auch immer wieder, wenn auch manchmal zu spät.

Bei meinen beiden Söhnen kann ich mich dafür, heute nur endschuldigen.

Zum Glück bin ich, nach einigen Stationen von Ärzten, die mir immer wieder sagten :"Alle Symptome sind vorhanden, aber sie sind noch viel zu jung für Parkinson", zu meinem jetzigen Arzt Christian Oehlwein aus Gera gekommen, dieser erkannte letztlich mein Problem und überwies mich zu Prof. Nikka und Dr. Börtlein nach Stuttgart.

Dort habe ich eine Korrektur der Elektrodenlage, einen Stimulatorwechsel und letztendlich einen notwendige zweite TiefeHirnStimulation erhalten. Aber auch dies lief nicht ohne Komplikation.

Der zweite Stimulator war eingesetzt, alles funktionierte und dann kam eine Infektion, also Stimulator rausnehmen und 3 Monate später, wieder implantieren.

Jetzt bin ich verrentet und ich muss sagen, wenn ich unterwegs bin und Menschen treffe, merken diese oftmals nicht, dass ich Parkinson habe. Stress geht gar nicht mehr, da bin ich sehr anfällig.

Ich lebe aktuell allein, habe gerade keine Partnerin, aber mir geht es insgesamt gut, auch wenn man sich natürlich wünscht, dass man jemanden hat.

Mein soziales Umfeld hat sich schon deutlich eingeschränkt, ja ich bin noch beim Fussball ehrenamtlich aktiv, habe auch Freunde, aber viel in Bars oder ähnliches geh ich nicht mehr.

Als Frank Elstner bei Lanz über seine Erkrankung erzählte

Es war am 20. September 2020, als Frank Elstner bei Markus Lanz war und groß und breit die Öffentlichkeit über sein ach so schreckliches Schicksal, mit der Erkrankung informierte.

Es war eine schreckliche Vorführung, wie es eben nun mal nicht sein sollte. Wie Prominenz eben wirken kann, aber nicht wirken soll. Daraufhin habe ich diesen offenen Brief an Herrn Elstner geschrieben. Leider hat Herr Elstner niemals die Courage entwickelt, darauf zu antworten.

Sehr geehrter Herr Elstner,

mit Bedauern habe ich ihre Erkrankung wahrgenommen.

Doch leider dient ihr Auftritt in der Sendung von Markus Lanz nicht dem Wohl von UNS Patienten, sondern lediglich der Promotion ihres neuen Sendungsformates.
Dies verurteile ich.

Und ihr Beispiel würde auch nicht dazu beitragen, dass die Gesellschaft deutlicher vor Augen geführt bekommt, wie schwierig es ist mit dieser Krankheit zu leben. Sie haben die Diagnose mit 75 bekommen, ich 40 Jahre früher, sie nehmen 3 Pillen am Tag, dies habe ich selbst kurz nach der Diagnose nicht geschafft. Ich habe zwei Tiefe Hirn Stimulatoren in mir ja zwei und habe dafür 7 OPs gebraucht, um jetzt sagen zu können, es geht soweit gut.

Arbeiten ist für mich nicht mehr möglich, sie können dies mit 77 noch immer !!!

Ich werde mit 60 bis 70 an Demenz erkranken, höchst wahrscheinlich.
Und doch an Parkinson stirbt man, jeden Tag stirbt etwas in mir, vlt. nicht körperlich - aber meine Seele ist tod.
Und jeden Tag gehe ich etwas mehr !

Es mag hart sein, aber sie haben ihr Leben gelebt, sind alt und haben ein alterstypische Gebrechen bekommen, dies ist traurig aber wahr und nicht wirklich überraschend, sie können damit 85 oder 90 Jahre alt werden und dies auch mit 3 vlt. irgendwann 5 Pillen am Tag.

Mein Hund erinnert mich alle 3 Stunden dran, dass ich bis zu 5 Pillen nehmen muss und dies hat sich deutlich reduziert, seid meine Stimmulatoren gut funktionieren.

Sie berichten darüber, dass es ihnen peinlich ist auszugehen,. wenn ihnen etwas zu Essen von der Gabel fällt. Ich kann dies schon nachvollziehen, allerdings kann ich kaum noch weggehen, Menschen wirken bedrohlich auf mich, Gespräche verursachen Stress und Schmerzen bei mir.

Es gibt viele Menschen wie mich, viele Patienten die jung an Parkinson erkrankt sind, manche haben einen anderen Weg gewählt und sind jetzt bei Gott, anderen versuchen ihren Alltag hinzubekommen.
Einige stehen am Anfang andere sind wie ich schon einen weiten Weg gegangen.

Ich habe bislang noch kein Feedback bekommen, welches besagte, Danke ein Glück hat Hr. Elstner jetzt etwas gesagt, dieser arme Mensch. Nein alle finden ihre Einlassung zum Thema peinlich und vollkommen am Thema vorbei.

Herr Elstner bitte entschuldigen Sie sich bei UNS den jungen Patienten für ihre Darstellungen.

Für sie und ihre Familie wünsche ich Ihnen alles Gute für ihre Zukunft.

Marco Weiss

Wie geht es Dir

Gestern war ich mit meiner Tochter bei einer Feier. So weit war es ganz nett. Ich habe einen alten Freund getroffen, welchen ich lange nicht gesehen habe.
Irgendwann kam er auf mich zu und fragte mich, wie es mir denn geht. Ich antwortete ihm, wie ich es mir angewöhnt habe, mit es geht mir soweit ganz gut.

Ich habe auch keine andere Antwort darauf, zumindest keine die irgendwie für jemand Aussenstehenden irgendwie verständlich wäre.

Ich kann nicht sagen wie es mir geht, wenn ich morgens aufstehe. Ich kann nicht sagen wie es mir nach dem Frühstück geht oder Nachmittag, schon gar nicht am Abend. Ob ich im Laufe des Tages in eine schon depressive Stimmung falle, ob ich Schmerzen haben werde oder nicht.

Gut geht es mir nicht, das weiss ich aber ist es mit soweit ganz gut fertig erzählt.

Interessiert meinen Gegenüber denn überhaupt meine Welt. Eine Welt in die eigentlich Niemand wirklich eintauchen möchte und ich möchte auch nicht in dieser Welt leben, aber ich muss es.

Ich habe gestern lang darüber nachgedacht, aber eine Antwort darauf nicht gefunden.

Zweifelsfrei stosse ich damit immer wieder Menschen vor den Kopf, da sie nicht in der Lage sind, nachzuempfinden wie es mir gerade geht. Dann mag ich gern einfach mal für mich sein, meine Ruhe und nix aber auch gar nix hören. Am Ende bleibe ich lieber allein.

Ich habe einfach keine Antwort auf die Frage: „Wie geht es Dir?"

Hallo Papa – ein Nachruf

Hallo Papa

Du bist vorausgegangen,

bist nicht fort

vorausgegangen zu einem anderen Ort.

Du bist vorausgegangen,

ich vermisse Dich,

vorausgegangen es war gut für Dich.

Du bist vorausgegangen,

musstest gehen,

vorausgegangen - werden uns wiedersehen.

Du bist vorausgegangen

wie ein stolzer Schimmel

vorausgegangen in den Himmel.

Hallo Papa,

ja Du bist vorausgegangen, und Du fehlst.

Heute sind es 2,5 Jahre seid Du gegangen bist.
Es war gut für Dich, auch wenn es für alle die
geblieben sind schwer ist.

Du warst immer für mich da, hast mir Halt
gegeben in schwierigen Situationen, hattest stets
die richtigen Worte zur richtigen Zeit.

Vor etwa 1,5 Jahren hast Du die Diagnose
Parkinson bekommen. Hmm kommt mir bekannt
vor.
Was müssen es für Gedanken bei Dir gewesen
sein. Du hast gesehen, wie es Menschen
verändert, was die Krankheit mit einem und aus
einem macht. Du hattest nie einen Tremor, das
Laufen fiel der schwerer, das Schreiben und
schlafen. Stets warst Du extrem handwerklich

begabt und hast alles selbst gemacht, und machen wollen.

Zu akzeptieren, dass dies nicht mehr möglich war, war in keinster Weise einfach für Dich.
Wir waren plötzlich gemeinsam beim Arzt, gemeinsam Patient, Du nicht mehr Begleiter, Untersetzer für mich, sondern mit mir.
Und trotzdem haben wir uns gegenseitig viel Kraft gegeben, mal eine sms, mal ein Anruf, mal das Gespräch in der Küche, wenn die Tür geschlossen war.

Ende Oktober war ich mit Gedeon, meinem grossen Sohn zum Essen bei Euch, wir haben uns das letzte mal gesehen, das letzte Wort miteinander gesprochen.

Du bist vorausgegangen

Einsamkeit

Vereinsamung wird häufig bei Parkinsonpatienten beschrieben, aber wodurch kommt sie und wie äußert sich diese.

Ich habe 3 wunderbare Kinder, eine tolle Mama und Freunde habe ich auch und trotzdem fühle ich mich einsam.

Eine Partnerin, die mich akzeptiert wie ich bin, wäre schön.
Am Abend mal nicht allein auf dem Sofa sitzen, am Morgen neben jemand aufwachen.

Das sind ganz Normale Wünsche werden sie jetzt sagen, ja das sind sie, aber sie sind ungleich schwerer zu erreichen.

Mitleid brauche ich keines, da lauf ich nur weg, auch muss man mich in keinster Weise pflegen, das alles brauche ich nicht.

Trotzdem gibt es diese Situationen in denen jemand sagt, ich komme mit deinem Lebensstil nicht klar oder wenn Du ein Pflegefall wirst, das kann ich dann nicht.

Und als wäre dies nicht schon genug, wo lernt denn jemand kennen. Ja im Internet, aber klassisch geht da nicht mehr viel, denn dafür müsste ich rausgehen.

Das letzte Mal ausgegangen bin ich, nunja ich weiss es gar nichtmehr. Wenn ich wirklich mal mit Freunden losgehe etwas trinken, wir haben ein schönes Weinfest zum Beispiel, dann wird es mir schnell zu viel und ich gehe wieder, will dann nur noch zu Hause sein.

Früher war dies gar kein Problem, viele Menschen, viele Gespräche, entsprechende Lautstärke.

Heute kann dies mein Hirn schlicht nicht mehr

leisten. Viele Gespräche bedeuten einen unglaublichen Stress und Stress ist so ziemlich das schlimmste was passieren kann.

Also raus aus der Situation, raus aus der Bar, Diskothek oder irgendwo, wo auch immer.

Und da soll man jemand kennenlernen, unmöglich.

Am Ende bleibt nur die Hoffnung, dass man sich über das Internet kennenlernt und dass der gegenüber akzeptiert was da passiert, mit mir.

Gefunden habe ich Sie noch nicht.
Und auch die Freunde sind heute weiter weg als früher, nicht weil sie weiter weg wohnen, sondern weil ich nicht in der Lage bin Freundschaften so zu pflegen, wie ich dies früher getan habe.

Meine Freunde wissen was ich habe, aber dies bedeutet nicht, dass sie Entscheidungen die ich, zum Beispiel nach meiner ersten Implantation traf, nachvollziehen, verstehen können.

Ich würde so etwas auch nie verlangen, da es auch für mich Dinge gibt, die ich heute nicht mehr nachvollziehen, erklären ja, aber eben nachvollziehen, nein kann ich nicht.

Ich weis dies ist nicht vordergründig,aber wenn man halt immer wieder Partys verlässt, oder viel zu früh geht, irgendwann wird nicht mehr gefragt, ob man mitkommen will. Ich verstehe dies.

Und ja, Ich bin einsam ....
nicht allein, aber trotzdem einsam.

Der Glaube gibt mir Kraft

Ich bin spätgetauft, es war also eine bewusste Lebensentscheidung für mich. Ich will nicht missionieren, auch hier nicht.

Mein Glaube ist gerade in diesen Tagen, in unserem Land nicht einfach darzustellen. Ich bin gegen die Ehe für Alle, bin aber nicht gegen Homosexuelle, sollen sie leben wie sie leben wollen. Aber was sagt uns der Begriff Ehe, dies ist für mich eine feste Partnerschaft von Mann und Frau und sie ist festgeschrieben in der Bibel, ein klassisch christlicher Begriff. Ich bin dafür, dass Menschen aus Kriegsgebieten hier Asyl erhalten.

Wer aber berichtet darüber, dass Christen in Syrien verfolgt und abgeschlachtet werden, wer nimmt zur Kenntnis, dass ihnen jede Möglichkeit der Flucht genommen wird und diese hier nicht aufschlagen.

Ich bin ganz sicher konservativ, was meine Ansichten im privaten, wie auch gesellschaftlichen Leben angeht. Und da spielt gerade Glaube eine wichtige und entscheidende Rolle für mich.

Ich bete für mich, nicht in festen Ritualen oder nach festen Vorgaben, sondern vielmehr, wenn mir danach ist.

Auch mit Trauer kann ich heute anders umgehen. Mein Papa Wilfried Stein ist leider und sehr plötzlich, im November 17 von uns gegangen. Für meine Mama ein riesengroßer Verlust.
Als mich anschließend jemand fragte, wie es mir denn geht, sagte ich, ich wäre natürlich traurig aber auf der anderen Seite hätte ich auch eine Vorfreude, da ich ihn ja wiedersehen würde. Und ja das glaube ich fest.

Glaube ist aus meiner Sicht viel mehr, als einmal die Woche in die Kirche zu laufen und in der Messe ein vorgegebenes Gebet nachzubeten und das war es. Ich glaube, dass an den Glaube auch mit Leben füllen muss, in der Art und Weise wie man sich gibt und nach Außen verhält.

Corona und Parkinson

Was Parkinson ist, haben wir in diesem Buch recht ausführlich dargestellt. Das es keine akut lebensbedrohliche Erkrankung darstellt ist eben auch klar, trotz allem gehören wir junge Parkinsonpatienten auch zur Hochrisikogruppe im Falle Corona Virus.

Ja richtig Parkinson wirkt sich nicht direkt auf die Lungenfunktion aus, aber auf Herz/Kreislauf auf jeden Fall.

Wir brauchen aufgrund stärkerer Bewegung, wortwörtlich jedem Atemzug, zur Abdeckung der für viele Menschen völlig normalen Tätigkeiten.

Dazu kommen die Medikamente, die sich auch in verschiedener Art und Weise auf das Immunsystem auswirken. Und genau aus diesem Grund bin ich jedesmal wenn eine Grippe durch unserm Land läuft besonders empfindlich.

Parkinson direkt, ist keine Erkrankung, welche sich auf die Lunge legt, jedoch zeigt sich doch, dass Parkinsonerkrankte offenbar anfällig sind, für dieses Virus.

Ich persönlich habe zwei Tiefe Hirn Stimulationen, was bedeutet, dass ich fast kein Symptom wie zum Beispiel das Zittern aufweise. Ich nehme auch deutlich weniger Medikamente. Aber gerade auch in meinem Fall ist es so, dass im Fall einer Infektion, immer auch meine Implantate gefährdet sind. Dies ist besonders gefährlich, da diese über dem Brustmuskel beginnen und deren Enden (die Elektroden) sitzen 10cm tief im Gehirn. Was es bedeuten würde, wenn sich hier eine Infektion anlegt und alles raus muss, darüber möchte ich gar nicht nachdenken. Auch die Tortur die ich hinter mir habe, bis ich all dies geschafft habe.

Ganz ehrlich, ich finde es auch sehr Schade, wenn die Menschen jetzt zu Hause bleiben sollen, aber die Kinder haben keine Ferien und man sollte nicht auf den Spielplatz mit ihnen, nicht einfach an die Ostsee fahren und sich an den Strand setzen. NEIN !!!

Bitte bleibt zu Hause, trefft Euch einfach nicht im Park, feiert dort nicht zusammen - auch wenn das Wetter dazu einlädt. Bleibt einfach mal zu Hause, entschleunigt Euch, ich weiß, dass fällt schwer und ich könnte auch sagen, willkommen in meiner Welt. Für mich persönlich, hat sich nicht viel geändert.

Also bitte reduziert Eure sozialen Kontakte, geht mit Erkältungsanzeichen nicht unter Leute und vor allem denkt daran, es trifft eben nicht nur 80+ sondern eben auch Menschen in jüngeren Jahren.

Vielen Dank

Der Mann im grünen Pullover

Wenn man reichlich Pillen nehmen muss, und dies alle drei Stunden, dann kommt es automatisch dazu, dass man in irgendeiner Form Nebenwirkungen bekommt.

So war dies auch bei mir. So musste ich zu den Parkinson Medikamenten noch etliche nehmen, welche gegen die Nebenwirkungen wirken sollten.

Dazu musste ich sehr viel trinken. Nein kein Alkohol, welcher allerdings die kurze Geschichte, welche ich nunmehr erzählen möchte, erklärbarer machen würde.

Ich saß also nunmehr mit meinem Sohn in der Küche am Tisch. Wir erzählten etwas, aßen und tranken, ganz normal. Doch dann kam plötzlich ohne Vorwarnung ein Mann aus dem Bad , er schaute kurz zu uns und ging dann die Treppe hinauf, als ob dies das normalste Ding auf der Welt wäre. Mein Sohn schien ihn gar nicht bemerkt zu haben, aber ich. Ich sprang also auf, stürzte die Treppe nach oben und sah dort überall nach, in jedem Zimmer, in jedem Schrank und jeder Ecke. Aber ich fand da Niemanden.

Ich ging wieder nach unten, mein Sohn fragte etwas verdutzt – was denn los sei – Nichts, gar nichts – antwortete ich ihm. Ich setzte mich wieder und aß weiter.

Die nächsten Tage waren recht normal. So normal wie dies sein konnte in dieser Zeit.

Irgendwann saß ich wieder in meiner Küche, ich war allein, mein Sohn war unterwegs, da war er wieder, er trug einen grünen Pullover, kochte sich einen Kaffee, als würde er dies jeden Tag. Der gleiche Typ, welcher ein paar Tage vorher mein Bad nutzte und dann spurlos verschwunden war, stand jetzt in meiner Küche und kochte sich einen Kaffee. Ich sagte Halloo, letztlich ist man ja ohne Frage noch ein freundlicher Mensch oder versucht dies zumindest. Aber es kam keine Antwort. Er schnappte sich seine Tasse, schaute kurz, aber durchaus interessiert auf mein Handy und ging wieder nach oben. Ich sprang also auf und wollte ihm folgen, aber auf der Treppe keine Spur, oben keine Spur. Keinen Kaffee verschüttet, noch nicht einmal wenige Tropfen waren seiner Tasse entkommen. Und er war wieder weg.

Zunächst behielt ich diese Dinge für mich. Merkwürdig genug war mein Verhalten ohnehin geworden, jetzt jemanden mit so etwas zu konfrontieren war nicht möglich. Letztlich musste ich mir selbst erstmal einen Reim darauf machen, mir bewusst werden, ob ich vielleicht jetzt endgültig verrückt werde.

Letztlich war es an einem wunderschönen lauwarmen Abend, wir saßen noch etwas im

Garten, da war er auch wieder da. Er schlich im Garten umher, trank ein Bier und gehörte offenbar irgendwie dazu.

Diesmal fragte ich meinen Sohn, ob er den Mann im grünen Pullover kennen würde? Verdutzte schaute er, offensichtlich verwirrte ihn meine Aussage bzw Frage etwas. Also entweder war dies ein langjähriger Bekannter oder – Nein Papa, da ist doch auch gar Niemand – war seine Antwort.

Da war es also, das Problem mit dem Mann im grünen Pullover.

Ab diesem Moment, war er fast täglich da, er starrte mir über die Schulter, sobald ich etwas auf dem Handy schrieb, er benutzte ohne Ankündigung die Toilette und die größte Frechheit war: Er sagte niemals Guten Tag oder grüßte in irgendeiner Form.

Ich saß einmal mit einer Freundin am Tisch, da

setzte er sich dazu – da bekam ich wirklich Angst.

Der Mann im gründen Pullover war das Ergebnis von 1h Schlaf in der Nacht und viel zu wenig Flüssigkeit, die mein Körper aufgenommen hatte.

Er war schlicht eine Nebenwirkung, welche nach einem Gespräch mit meinem Arzt, schnell eine Lösung fand, aber in der Sache schon unheimlich war. Was wenn er irgendwann angefangen hätte zu reden, mir Sachen einzureden. Die Schwellen, die es zu überschreiten galt, waren immer sehr klein, nie waren sie groß und kaum zu merken für mich. Für Außenstehende waren es immer wieder, nicht nachvollziehbare Aktionen, Gedankensprünge und Handlungsschübe die mich in dieser Phase bereits auszeichneten.

Ich war nicht verrückt, aber Parkinson hatte das Zepter übernommen und ich bekam es nach einem harten Kampf erst Jahre später wieder zurück, doch leider nie ganz und völlig und eines weiß ich heute. Es bleibt und ist ein stetiger Kampf, Parkinson findet immer wieder einen neuen Weg mich einzuschränken, gehe ich einen Meter zurück, schreitet Parkinson direkt zwei Meter voran. Es ist ein ewiger Krieg um meinen Alltag, aber inzwischen kenne ich meinen Gegner sehr genau.

Gedichte

aus dem Weltenklang

Erster Gedanke

Ich denk an Dich
bei Tag
bei Nacht

hab heute wieder
nix anderes gemacht

Du gibst mir Kraft,
kaum gekannt

Wär gern bei Dir,
wär gern Dein Mann.

Die Nacht

Sie kommt ganz leise,
doch sie kommt

dann bleibt sie lange,
viel zu lange

sie kämpft sehr kräftig,
gegen den Morgen an

und siegt doch nicht,
auch wenn ich mir oft wünsch,
dass sie es kann.

Langer Schatten

Der Schatten kam,
doch ging er nicht

Er kam so schnell
schnell über mich

ich wollte wieder fröhlich sein
nicht mehr einsam sein,
nie mehr allein

Farbenspiel

Scheint es bunt,

so ist es grau

scheint es schwarz

ist es nicht blau

scheinst es Glück

es weicht zurück

Dank

Es ist der Dank,
den ich Euch sag,

ihr habt das Leben mir gezeigt,
mir gezeigt,
dass man es nicht vergeigt,

ich werd Euch immer dankbar sein,
bis an das Ende unsres Seins.

Das Heulen der Wölfe

Es klingt wie das Heulen,
nicht das von den Eulen,
nicht das von Elefanten,
nein eher von traurigen Tanten,
nicht das von Kamelen,
eher alten Frauen,
die sich davon stehlen,
nicht auf ihren Besen,
nein jetzt hab ich es,
es ist das Heulen von Eseln.

Die Zeit

Sie vergeht mal langsam
und mal schnell,

mal ist sie dunkel
und mal hell

Das Licht was dort am Ende weht,
ist das ewge Licht,
am End der Zeit es steht.

Natur

Wir sehen diese Blumen blühn,
wir können über gründe Wiesen gehen,

wir können durch des Waldes Duft,
durch Tiereslaut,
welcher uns ruft,

durch all dies können wir es sehn,
was Gott uns gab,
so wunderschön.

Der Schmerz

Er kam und wollte nicht gehen,
ich konnt ihn spüren,
doch nicht sehen.

Es war so dunkelt,
ach so schwarz.

Doch dann kamst Du,
hast Licht gemacht
und er ging fort.

Mein Herz

Du

Du bist mein letzter Gedanke,

bevor ich schlafe in der Nacht

Du bist das erste,

woran ich denke,

bin ichgrad erwacht.

Ich mag in deine Augen sehen,

und stets an deiner Seite stehn,

gehen weiter ach den weg mit Dir,

das ist es,

was ich wünsche mir.

Die Zeit

Sie läuft recht weit,
manchmal langsam
manchmal schnell,

Sie läuft
so scheint es,
manchmal wie sie mag,

nur rückwärts nie,
nein sondern Tag für Tag

Fussball

Fussball in einer schöner Sport,
hier und da,
an jedem Ort

er bringt sehr viel Freude mir,
ohne schnaps und ohne Bier

und bin ich einmal,
traurig sehr,
kommt nicht die Frau,
NEIN,
da kommt,

Nur der HSV !!

Liebe

Der Liebe wegen,
ging ich einst

doch kam zurück,
es wart nicht meins.

Doch fragst Du mich,
versuchst es noch einmal,

dann sag ich ja,
verlier ich auch den Kopf
nochmal.

Sonne

das Licht kommt langsam
über mich
die Nacht bricht ach herein.

Ganz langsam erleuchtet
mich die Nacht
als wollt nicht
gestern es erst sein.

Kommen und Gehen

Du kamst
und bist

Du warst
und gingst

nie geblieben
nie vergessen

Regen

Der Tropfen fällt
ganz still

er fällt ganz sanft,
soweit er eben will,

und schlägt er auf,
auf deinem Kopf

dann spürst Du nur,
den leicht Tropf

Hunger

Manchmal spüre ich,
es sei ein merkwürdiges Gefühl

manchmal will ich mehr,
als ich bekommen will,

doch ewig ist der Hunger ach in mir,
Hunger nach Liebe,
der Hunger nach Dir

Probleme mit der Tiefen Hirn Stimulation

Zunächst möchte ich bemerken, Parkinson ist kein Schnupfen, keine Grippe oder eben etwas was wieder weg geht. Man hat es, und es bleibt.

Es verändert einen recht stark, das Sozialverhalten, das Umfeld und den Freundeskreis.

Ich habe die Diagnose mit 36 bekommen. Jetzt muss ich damit leben.

Meinen Weg bis zur ersten OP habe ich hier bereits beschrieben. Ich stürzte mehrfach, mein Sohn fragte mich nur noch: „Krankenwagen oder Kühlakku Papa ?", er musste auch eine Akinetische Krise von mir erleben, als ich drei Stunden in der Nacht, mit einem einem Krampf am ganzen Körper im Bad lag und mein Sohn mich dort fand. Er musste früh Erwachsen werden und früh reinwachsen in eine Rolle, welche ich ihm so nie zugestehen wollte.

Meine Jungs sind eigentlich der Grund, weshalb ich noch lebe. Aus heutiger Sicht sage ich mit vollem Bewusstsein, hätte mir jemand erklärt, wie der Weg ausschaut, den ich da gehen muss, ich wäre an einer Stelle abgebogen und wäre diesen Weg nicht gegangen. Ich war zweimal kurz davor, meinem Leben ein Ende zu setzen, aber da gab es immer diesen einen Gedanken. Was werden meine Jungs dann sagen, was machen, wenn ich nicht mehr bin.

So kam es letztlich zur ersten OP. Zu diesem Zeitpunkt hatte ich ohne OP noch eine Lebenserwartung von ca. 5 Jahren. Richtig am Parkinson stirbt man nicht, aber ich wog noch 65 Kilo, bei 186 Körpergröße und hatte bereits erste Probleme mit dem Herz- Kreislaufsystem. Das Zittern verbrauchte täglich ca. 7000 kcal, mein

Körper war de facto daueraktiv.

Die einzige Möglichkeit war die OP.

Also ging es los.

Die erste OP fand in Berlin Buch im Juni 2014 statt. Schon während des Aufklärungsgespräch hätte mir klar sein müssen, dass es nicht ganz so läuft wie laufen sollte.

Ein relativ junger, sehr dynamischer Arzt saß mir gegenüber und erklärte mir, dass ihm bei einer solchen OP noch niemals etwas schief gelaufen ist.

Doch dann kam eben meine OP. Nach einer graumen Zeit bekam ich unter der OP wahnsinnige Kopfschmerzen. Dazu muss man vlt. noch sagen, dass es sich um eine Wach OP handelt, während dieser wird immer wieder die Funktion und Lage der Elektroden geprüft. Normalerweise spürt man beim Einführen der

Elektroden in das Gehirn gar nix, das Gehirn ist völlig schmerzfrei.

Ich aber hatte wahnsinnige Schmerzen. Verdacht auf Gehirnblutung – panisch umher springendes Personal, Notfall CT und 2 Tage auf der Intensivstation waren dann das Ergebnis. Der Verdacht bestätigte sich nicht, bis heute habe ich keine Ahnung was diese Schmerzen verursacht hat.

Ich wartete 10 Tage, dann kam der zweite Versuch. Die gleiche OP, der gleiche Verlauf, nur diesmal lief alles glatt. Naja alles glatt, wie ich inzwischen weiß lief nicht alles glatt. Die Elektroden wurden 1,5 cm, nicht etwa Millimeter, nein cm zu tief gesetzt. Die Folge war, dass die Stimulation an Stelle wirkte, wo sie es nicht wollte und vor allem nicht sollte.

Zuerst war der Gedanke, mir geht es gut, wozu brauche ich denn eine Kur. Es bestand auch niemand darauf, vlt. Hätte ein Klinikbesuch das verändert, was ich nach meiner Rückkehr nach Hause machte oder eben mit mir machen lies.

Dazu ein kleiner Einwurf, es ist unglaublich wichtig die richtige Partnerin an seiner Seite zu haben, die merkt wenn etwas nicht stimmt und nicht einen bestärkt und irrwitzige Aktionen vorschlägt. Dies war bei mir nicht der Fall.

Ich hatte zu diesem Zeitpunkt eine Frau an meiner Seite, die nur das beste von mir wollte und dies auch fast vollständig bekam – mein Geld.

Sie wusste welche Sätze fallen mussten und welchen Druck sie wann aufbauen musste, um mich dazu zu bringen, die Interessen meiner Söhne vollkommen zu vergessen, nach Wiesbaden zu gehen, ihr dort ein Haus einrichten eine Küche zu zahlen. Alles war wichtig, nur meine Jungs, die Interessen meiner Jungs fielen dabei hinten runter.

Dabei hatte ich aber auch durchaus wache Momente, die aber durch unglückliche Aktionen kaputt gemacht wurden. Man hätte mich vlt. Irgendwie irgendwo abholen können – oder eben auch nicht.

Der Einzige der mir in all dieser Situation hätte die Augen öffnen können, wäre mein Papa gewesen und selbst er hätte den absolut richtigen Moment abpassen müssen. Ich hatte in der Folge mehrmals einen wachen Moment, ich erinnere mich an zwei Momente in denen ich mich trennen wollte, aber die psychiche Stärke und die helfende Hand gab es in diesen Momenten nicht.

Meine Eltern kamen zu Besuch, irgendwann im Oktober 2014, sie waren nopch nicht richtig zur Tür hinein, da liefen mir die Tränen, es war eben einer dieser wachen Momente und da war sie die helfende Hand. Ohne irgendwelche Fragen zu stellen reichte mir mein Vater seine Hand und danmn fand ich den Weg weg von dieser Frau. Danke Papa.

Es war sicher ohne Frage insbesondere für meine ältesten Sohn die schwerste Zeit. Ich hatte nicht nur 28 000 Euro rausgeworfen in wenigen Wochen, sondern eine auch meinen Sohn in eine unmögliche Situation gebracht.

Noch heute stelle ich mir immer wieder die Frage, wie es soweit kommen konnte. Ich habe darauf keine Antwort.

Oder eben doch, und sie ist so schrecklich wie einfach. Die Elektroden lagen 1,5 cm zu tief. Ich hatte massive Mahnische Zustände, nur bemerken oder eben vielmehr begreifen konnte ich dies noch nicht. Und dies dauerte noch bis in den Winter 2015/16.

Für alles das was meine Söhne in dieser erleiden mussten, kann ich mich an dieser Stelle nur endschuldigen. Zu oft liege ich am Abend wach und denke über diese Zeit nach, doch ändern kann ich diese nicht. Ich kann nur versuchen im jetzt und hier ein guter Papa zu sein, mit den Möglichkeiten die mir bleiben.

Es tut mir unglaublich leid – meine Jungs.

Ich lernte dann recht schnell und durch Zufall eine Frau kennen. Sie bemerkte zwar, das etwas nicht stimmt, war aber zu sehr mit sich selbst beschäftigt, als dass sie verstärkt in dieses Thema hätte einsteigen können. Das ganze entwickelte sich auch eher zu einer on/off Geschichte - nichts Beständiges. Aber was in dieser Zeit geschah, in der ich in 15 Monaten 4mal umzog, immer wieder am Monatsanfang den Kühlschrank vollmachte, um mir anschließend doch das Essen per Lieferdienst kommen zu lassen. Also das was in dieser Zeit geschah, war das ich öfter helle Momente hatte, in einem dieser Momente rief ich meinen Arzt an und beschrieb ihm meine Situation. Er sagte dazu nur, er habe auf diesen Anruf gewartet und ich müsste dringend zu ihm kommen. Ich tat dies auch und er eröffnete mir, dass die Elektrodenlage falsch sei und dass man die korrigieren müsse. Somit hatte ich einen neuen OP Termin, diesmal bei Prof. Nikka in Stuttgart.

Es sollte mein Lebensrettung werden.

Es war der 16.01.2016 fuhr ich nach Stuttgart, zum Professor Nikka. Er nahm die Elekrtodenkorektur vor. Wieder eine Wach OP – es war die dritte, aber sie war deutlich angenehmer, als die beiden Ops in Berlin 1,5 Jahre zuvor.

Meine Lebensgefährtin war inzwischen

Schwanger und wollte nach meiner Rückkehr unbedingt zusammenziehen. Doch diesmal bestand ich auf die Kur.

Nach der OP war es, als ob jemand einen grauen Schleier von mir genommen hätte. Ich konmnte wieder klar sehen, wieder sauber artikulieren. Jetzt konnte nix mehr passieren.

Dachte ich.

Aber das wäre nicht ich. In meinem Privatleben war nix mehr in Ordnung, ja zwar zogen wir zusammen, doch es waren die 2 schlimmsten Monate die ich je erlebt hatte. Ständig Stress und Ärger, letztlich sagte mir ein wirklich guter Freund, dass ich da dann mal raus müsste und so fuhr ich nach Berlin, um meinen Kopf frei zu bekommen. Der war frei, am Ende stand die Trennung und ein kompletter Neuanfang und eine wundervolle kleine Prinzessin.

Bei allem Ärger, den es gab – inzwischen können

wir normal miteinander umgehen.

Aber meine Laura ist ein absoluter Gewinn in meinem Leben.

Danke, dass es Dich gibt !!!!

Nun ergab es sich, dass ich bereits kurze später einen Stimulatorwechsel angezeigt bekam. Nach 2,5 Jahren ohne Frage viel zu früh, aber nun gut.

Also wieder Stuttgart, jetzt bekam ich ein wiederaufladbares Gerät implantiert. Diese Geräte musste man alle 2 Wochen aufladen, normalerweise. Bei mir nicht. Ich musste mein Gerät jeden Tag aufladen.

Dies ging gar nicht. Am Rande der Parkinson-Tage 2017 sprach ich mit meinem Arzt und Prof. Nikka. Sehr schnell war klar, dass ich einen zweiten Stimulator brauche.

Es ging also wieder einmal nach Stuttgart. Die WachOP lief gut, alles schien in Ordnung. Auf meinem Zimmer war ein amerikanischer Offizier. Er hatte zwei Kinder, und diese hatten Schnupfen. Sie waren aber trotzdem jeden Tag da, wohlgemerkt auf einer neurochirurgischen Station.

Am Ende meines Krankenhausaufenthaltes, ich sollte gerade zur Kur, die letzte Nacht und es kam eine heftige Infektion. Die Folge war eine NotOp – alles raus, 3 Monate warten und dann wieder rein.

Nächste OP war erfolgreich, danach schien alles gut, es schien.

Mein Vater, der kürzlich auch an Parkinson erkrankte, starb plötzlich und vollkommen unerwartet.

Anschließend hatte mein Großer einen schweren Autounfall, einen von der Sorte, so etwas wünsche ich Niemanden !

Der Stress war für mich wahnsinnig groß. Ich

entschloss mich nach Erfurt zu ziehen und Ruhe zu finden. Erfurt 20 km von meiner ehemaligen Wohnung entfernt, also nah genug, um meine Kinder jederzeit zu sehen, weit genug um nicht zwingend in jeden Alltagsstress integriert zu sein.

Im Januar 2020, kruz bevor der Corona Irrsinn begann hatte ich große Probleme, mit einem der implantierten Stimulatoren, wie sich herausstellte, waren Verwachsungen da und diese mussten operativ entfernt werden.

Dann war ich in diesem Jahr 2021 zur Kur in Hetzdorf. Eine super Klinik, irgendwie fast wie 5 Sterne Urlaub, aber die haben einen Kurzverschluss in meinem Kopf verursacht. Der Strom war zu stark, alsop die Einstellungen haben nicht gepasst, seither laufe ich nur noch auf zwei Töppen, würden man in einer Werkstatt wohl sagen. Im, Raum steht also noch eine weitere OP, zum Austausch der Elektroden – mal schauen.

Irgendwann im Herbst

Wie ergeht es mir heute

Im Moment geht es mir soweit ich dies sagen kann, recht gut.

Ich komme sehr gut durch die Tage, Corona hat mir wenig, bis gar keine weiteren Veränderungen gebracht.

Ich bin recht zufrieden, so wie ich lebe.

Eine super schöne Wohnung habe ich, drei ganz tolle und wunderbare Kinder. Soweit ist es ganz in Ordnung.

Soweit sage ich, da ich trotzdem Tage wie heute habe, an dem ich starke Rückenschmerzen habe. An anderen Tagen habe ich starke

Kopfschmerzen, oder zitter etwas mehr als sonst.

Schmecken und Riechen funktioniert nach wie vor nicht, weshalb immer mal wieder etwas anbrennt, bzw. mein Sohn beim Verzehr vom Kartoffelbrei mich fragt, ob ich verliebt sei :-)

Aber da entwickelt man jeweils Techniken, um dies zu vermeiden.

Weitere Strecken fahre ich mit dem Zug, so zum Beispiel nach Gera, was ich regelmäßig mache, um zu meinem Arzt zu kommen.

Insgesamt lebe ich , ich lese viel, schreibe in einem blog meine Gedanken zur Politik auf und so weiter. Ich leide nicht und teile dies auch keinem Menschen mit. Ich denke ich bin ein fröhlicher Mensch, den die Krankheit ordentlich zugesetzt und aus der Bahn geworfen hatte, aber ich habe meinen Weg wiedergefunden.

Ich werde für meine Jungs immer da sein und für

meine Prinzessin ebenfalls.

Ich liebe Euch – meine Kids !!!!!!!

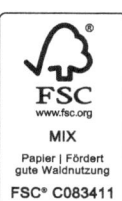

FSC
www.fsc.org

MIX

Papier | Fördert
gute Waldnutzung

FSC® C083411

Zeitfracht Medien GmbH
Ferdinand-Jühlke-Straße 7
99095 Erfurt, Deutschland
produktsicherheit@kolibri360.de